WHO SAID IT: _____

DATE: _____

WHERE: _____

_____

" _____

_____

_____

_____

_____

_____ "

WHO SAID IT: _____

DATE: _____

WHERE: _____

_____

WHO SAID IT: _____

DATE: _____

WHERE: _____

_____

WHO SAID IT: _____

DATE: _____

WHERE: _____

_____

" _____

_____

_____

_____

_____

_____ "

"_____
_____
_____
_____
_____ "

WHO SAID IT: _____
DATE: _____
WHERE: _____
_____

WHO SAID IT: _____

DATE: _____

WHERE: _____

_____

66 _____

_____

_____

_____

_____

_____ 99

WHO SAID IT: _____
DATE: _____
WHERE: _____

_____

WHO SAID IT: _____

DATE: _____

WHERE: _____

_____

WHO SAID IT: _____

DATE: _____

WHERE: _____

_____

WHO SAID IT: _____

DATE: _____

WHERE: _____

_____

" _____

_____

_____

_____

_____

_____ **"**

WHO SAID IT: _____

DATE: _____

WHERE: _____

_____

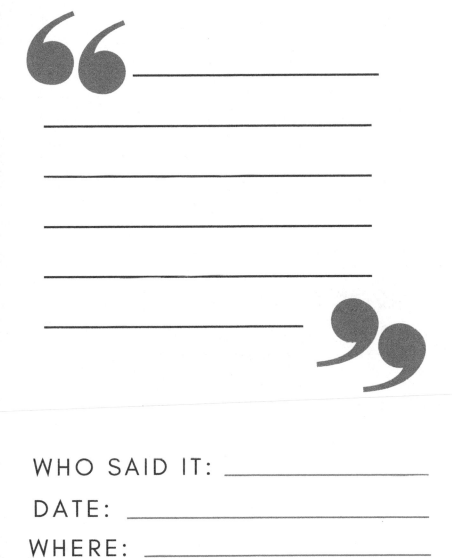

WHO SAID IT: _____

DATE: _____

WHERE: _____

_____

WHO SAID IT: _____

DATE: _____

WHERE: _____

_____

"_____

_____

_____

_____

_____ **"**

WHO SAID IT: _____
DATE: _____
WHERE: _____
_____

66 _____

_____

_____

_____

_____

_____ 99

WHO SAID IT: _____

DATE: _____

WHERE: _____

_____

WHO SAID IT: _____

DATE: _____

WHERE: _____

_____

" _____

_____

_____

_____

_____

_____ "

WHO SAID IT: _____
DATE: _____
WHERE: _____
_____

WHO SAID IT: _____

DATE: _____

WHERE: _____

_____

WHO SAID IT: _____

DATE: _____

WHERE: _____

_____

WHO SAID IT: _____

DATE: _____

WHERE: _____

_____

66 _____

_____

_____

_____

_____

_____ 99

66 _____

_____

_____

_____

_____

_____ 99

WHO SAID IT: _____

DATE: _____

WHERE: _____

_____

enjoy every moment.

WHO SAID IT: _____

DATE: _____

WHERE: _____

_____

66 _____

_____

_____

_____

_____

_____ 99

WHO SAID IT: _____

DATE: _____

WHERE: _____

_____

"

_____

_____

_____

_____

_____

"

WHO SAID IT: _____
DATE: _____
WHERE: _____
_____

WHO SAID IT: _____
DATE: _____
WHERE: _____
_____

WHO SAID IT: _____

DATE: _____

WHERE: _____

_____

WHO SAID IT: _____

DATE: _____

WHERE: _____

_____

66 _____

_____

_____

_____

_____

_____ 99

WHO SAID IT: _____

DATE: _____

WHERE: _____

_____

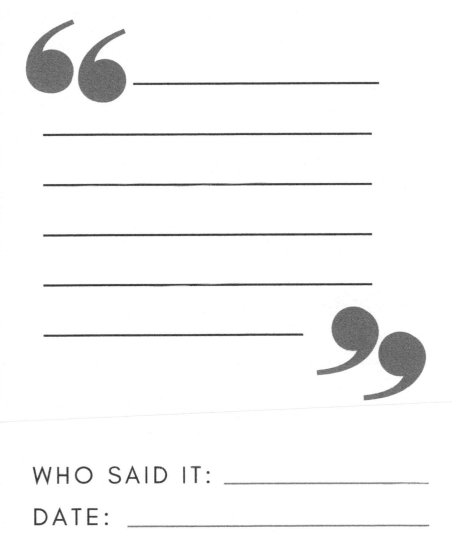

WHO SAID IT: _____

DATE: _____

WHERE: _____

_____

WHO SAID IT: _____

DATE: _____

WHERE: _____

_____

" _____

_____

_____

_____

_____ "

WHO SAID IT: _____

DATE: _____

WHERE: _____

_____

66 _____

_____

_____

_____

_____

_____ 99

WHO SAID IT: _____

DATE: _____

WHERE: _____

_____

WHO SAID IT: _____

DATE: _____

WHERE: _____

_____

66_____

_____

_____

_____

_____

_____ **99**

WHO SAID IT: _____

DATE: _____

WHERE: _____

_____

WHO SAID IT: _____
DATE: _____
WHERE: _____
_____

WHO SAID IT: _____

DATE: _____

WHERE: _____

_____

WHO SAID IT: _____

DATE: _____

WHERE: _____

_____

66 _____

_____

_____

_____

_____

_____ 99

66 _____

_____

_____

_____

_____ **99**

WHO SAID IT: _____

DATE: _____

WHERE: _____

_____

WHO SAID IT: _____

DATE: _____

WHERE: _____

_____

66 _____

_____

_____

_____

_____

_____ 99

WHO SAID IT: _____

DATE: _____

WHERE: _____

_____

Carpe diem!

WHO SAID IT: _____

DATE: _____

WHERE: _____

_____

" _____

_____

_____

_____

_____

_____ "

WHO SAID IT: _____

DATE: _____

WHERE: _____

_____

WHO SAID IT: _____

DATE: _____

WHERE: _____

_____

WHO SAID IT: _____

DATE: _____

WHERE: _____

_____

66_____

_____

_____

_____

_____

_____ **99**

WHO SAID IT: _____

DATE: _____

WHERE: _____

_____

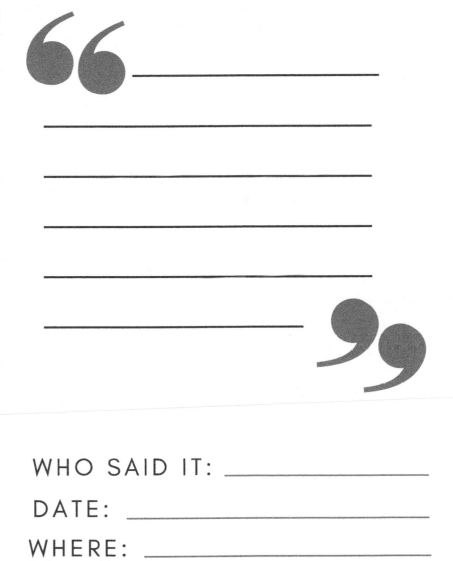

66 _____

_____

_____

_____

_____

_____ 99

WHO SAID IT: _____

DATE: _____

WHERE: _____

_____

WHO SAID IT: _____

DATE: _____

WHERE: _____

_____

66 _____

_____

_____

_____

_____

_____ 99

WHO SAID IT: _____

DATE: _____

WHERE: _____

_____

" _____

_____

_____

_____

_____

_____

WHO SAID IT: _____

DATE: _____

WHERE: _____

_____

WHO SAID IT: _____

DATE: _____

WHERE: _____

_____

66 _____

_____

_____

_____

_____

_____ **99**

WHO SAID IT: _____

DATE: _____

WHERE: _____

_____

WHO SAID IT: _____

DATE: _____

WHERE: _____

_____

WHO SAID IT: _____

DATE: _____

WHERE: _____

_____

WHO SAID IT: _____

DATE: _____

WHERE: _____

_____

66 _____

_____

_____

_____

_____

_____ 99

66 _____

_____

_____

_____

_____

_____ 99

WHO SAID IT: _____

DATE: _____

WHERE: _____

_____

WHO SAID IT: _____

DATE: _____

WHERE: _____

_____

66 _____

_____

_____

_____

_____

_____ 99

WHO SAID IT: _____

DATE: _____

WHERE: _____

_____

WHO SAID IT: _____

DATE: _____

WHERE: _____

_____

WHO SAID IT: _____
DATE: _____
WHERE: _____
_____

precious moments

WHO SAID IT: _____

DATE: _____

WHERE: _____

_____

" _____

_____

_____

_____

_____

_____ "

WHO SAID IT: _____

DATE: _____

WHERE: _____

_____

" _____

_____

_____

_____

_____

_____ "

WHO SAID IT: _____

DATE: _____

WHERE: _____

_____

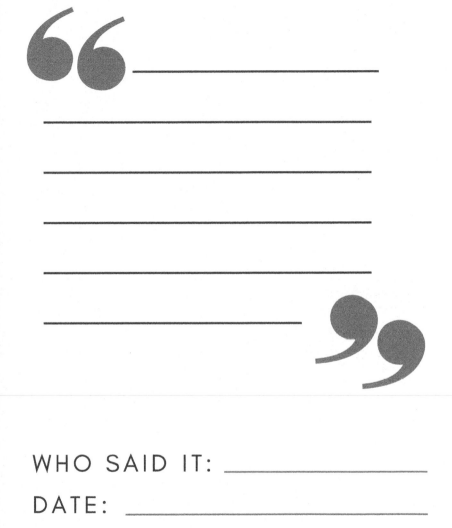

WHO SAID IT: _____

DATE: _____

WHERE: _____

_____

WHO SAID IT: _____

DATE: _____

WHERE: _____

_____

" _____

_____

_____

_____

_____

_____ **"**

WHO SAID IT: _____

DATE: _____

WHERE: _____

_____

"_____

_____

_____

_____

_____

_____ **"**

WHO SAID IT: _____

DATE: _____

WHERE: _____

_____

WHO SAID IT: _____

DATE: _____

WHERE: _____

_____

66_____

_____

_____

_____

_____

_____ **99**

WHO SAID IT: _____

DATE: _____

WHERE: _____

_____

WHO SAID IT: _____

DATE: _____

WHERE: _____

_____

WHO SAID IT: _____

DATE: _____

WHERE: _____

_____

WHO SAID IT: _____

DATE: _____

WHERE: _____

_____

66 _____

_____

_____

_____

_____

_____ 99

66 _____

_____

_____

_____

_____

_____ 99

WHO SAID IT: _____

DATE: _____

WHERE: _____

_____

WHO SAID IT: _____

DATE: _____

WHERE: _____

_____

"_____

_____

_____

_____

_____

_____"

WHO SAID IT: _____

DATE: _____

WHERE: _____

_____

WHO SAID IT: _____

DATE: _____

WHERE: _____

_____

WHO SAID IT: _____

DATE: _____

WHERE: _____

_____

WHO SAID IT: _____

DATE: _____

WHERE: _____

_____

66 _____

_____

_____

_____

_____

_____ **99**

WHO SAID IT: _____

DATE: _____

WHERE: _____

_____

WHO SAID IT: _____

DATE: _____

WHERE: _____

_____

" _____

_____

_____

_____

_____

_____ "

live
laugh
love

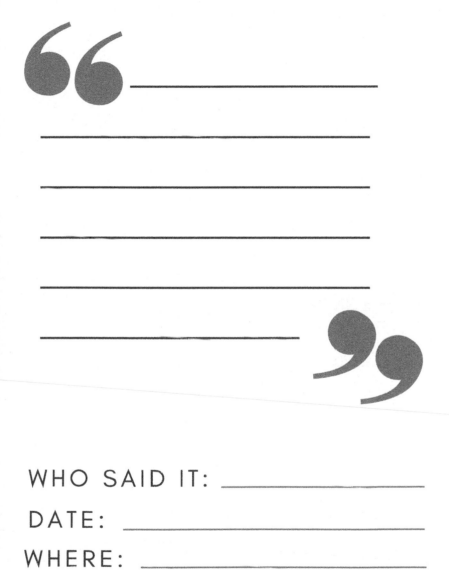

WHO SAID IT: _____

DATE: _____

WHERE: _____

_____

WHO SAID IT: _____

DATE: _____

WHERE: _____

_____

" _____

_____

_____

_____

_____

_____ "

WHO SAID IT: _____
DATE: _____
WHERE: _____
_____

"_____

_____

_____

_____

_____ **"**

WHO SAID IT: _____

DATE: _____

WHERE: _____

_____

WHO SAID IT: _____

DATE: _____

WHERE: _____

_____

66 _____

_____

_____

_____

_____

_____ 99

WHO SAID IT: _____

DATE: _____

WHERE: _____

_____

WHO SAID IT: _____

DATE: _____

WHERE: _____

_____

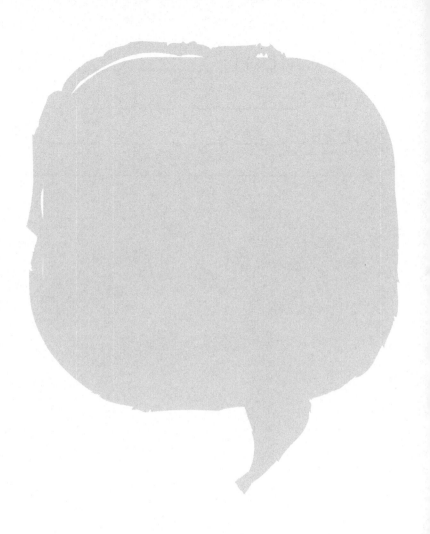

WHO SAID IT: _____

DATE: _____

WHERE: _____

_____

WHO SAID IT: _____

DATE: _____

WHERE: _____

_____

WHO SAID IT: _____

DATE: _____

WHERE: _____

_____

"_____

_____

_____

_____

_____

_____ "

WHO SAID IT: _____

DATE: _____

WHERE: _____

_____

" _____

_____

_____

_____

_____

_____ "

" _____

_____

_____

_____

_____

_____ **"**

WHO SAID IT: _____

DATE: _____

WHERE: _____

_____

WHO SAID IT: _____

DATE: _____

WHERE: _____

_____

66 _____

_____

_____

_____

_____ **99**

WHO SAID IT: _____

DATE: _____

WHERE: _____

_____

WHO SAID IT: _____
DATE: _____
WHERE: _____
_____

WHO SAID IT: _____

DATE: _____

WHERE: _____

_____

WHO SAID IT: _____
DATE: _____
WHERE: _____
_____

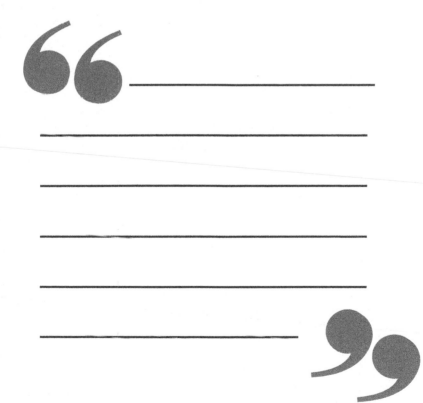

WHO SAID IT: _____
DATE: _____
WHERE: _____
_____

WHO SAID IT: _____

DATE: _____

WHERE: _____

_____

" _____

_____

_____

_____

_____

_____ "

life is good

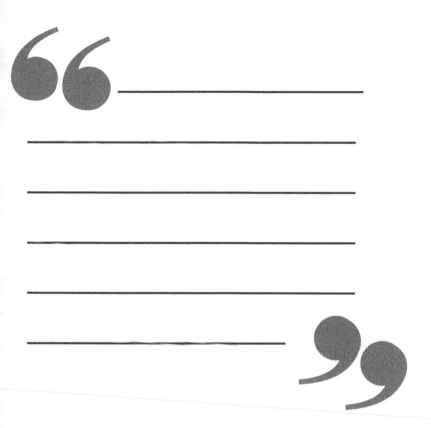

WHO SAID IT: _____

DATE: _____

WHERE: _____

_____

WHO SAID IT: _____

DATE: _____

WHERE: _____

_____

66 _____

_____

_____

_____

_____

99

WHO SAID IT: _____

DATE: _____

WHERE: _____

_____

66 _____

_____

_____

_____

_____ **99**

WHO SAID IT: _____

DATE: _____

WHERE: _____

_____

WHO SAID IT: _____

DATE: _____

WHERE: _____

_____

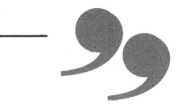

“_____

_____

_____

_____

_____

_____”

WHO SAID IT: _____
DATE: _____
WHERE: _____
_____

WHO SAID IT: _____

DATE: _____

WHERE: _____

_____

WHO SAID IT: _____

DATE: _____

WHERE: _____

_____

WHO SAID IT: _____

DATE: _____

WHERE: _____

_____

66 _____

_____

_____

_____

_____

_____ 99

" _____

_____

_____

_____

_____

_____ **"**

WHO SAID IT: _____

DATE: _____

WHERE: _____

_____

WHO SAID IT: _____

DATE: _____

WHERE: _____

_____

66 _____

_____

_____

_____

_____

_____ 99

WHO SAID IT: _____
DATE: _____
WHERE: _____
_____

WHO SAID IT: _____

DATE: _____

WHERE: _____

_____

WHO SAID IT: _____

DATE: _____

WHERE: _____

_____

WHO SAID IT: _____

DATE: _____

WHERE: _____

_____

" _____

_____

_____

_____

_____

_____ "

WHO SAID IT: _____

DATE: _____

WHERE: _____

_____

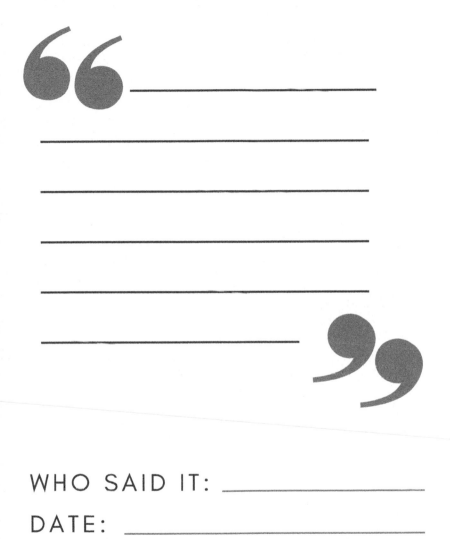

"_____

_____

_____

_____

_____

_____"

WHO SAID IT: _____
DATE: _____
WHERE: _____

_____

WHO SAID IT: _____

DATE: _____

WHERE: _____

_____

66 _____

_____

_____

_____

_____

_____ 99

Made in the USA
Las Vegas, NV
27 April 2023

71134260R00069